AF475683

DU CHOIX

DES

EAUX MINÉRALES

DANS LE TRAITEMENT

DES MALADIES DE POITRINE,

PAR LE DOCTEUR

CONSTANTIN JAMES,

Auteur du GUIDE PRATIQUE AUX EAUX MINÉRALES ET AUX BAINS DE MER.

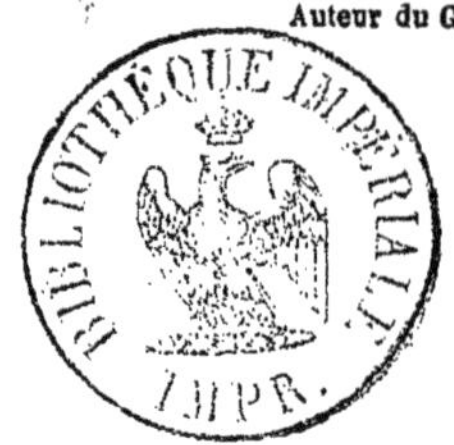

PARIS.

VICTOR MASSON, PLACE DE L'ÉCOLE-DE-MÉDECINE, 17.

1853

Paris. — Imprimé par E. Thunot et Ce, rue Racine, 26.

DU CHOIX

DES EAUX MINÉRALES

DANS LE TRAITEMENT

DES MALADIES DE POITRINE.

La fréquence extrême des maladies de poitrine, leur passage si facile à l'état chronique, l'impuissance trop souvent reconnue des médications dirigées contre elles, ont fait depuis longtemps recourir pour leur traitement à l'emploi des eaux minérales. Nul doute que celles-ci n'offrent à la thérapeutique de précieuses ressources ; mais nul doute également qu'elles n'exposent à de graves dangers dans le cas où elles seraient administrées d'une manière inopportune. C'est pour prévenir autant que possible les erreurs qui se commettent si souvent dans le choix des sources, même de la part des médecins les plus instruits, que je me suis proposé la solution des deux questions suivantes : Quel est le mode d'action de certaines eaux minérales sur l'appareil respiratoire ? Quelles sont les sources les mieux appropriées aux différentes formes de la phthisie et du catarrhe pulmonaires ?

I

DU MODE D'ACTION DE CERTAINES EAUX MINÉRALES SUR L'APPAREIL RESPIRATOIRE.

Avant d'aborder l'examen de cette première question, je crois devoir dire un mot de la manière dont les eaux minérales agissent sur l'ensemble de l'économie.

La plupart des médecins ne voient dans l'action des eaux minérales que des phénomènes de stimulation ; à les entendre, les eaux constitueraient toujours une médication excitante. C'est là, suivant moi, une très-grave erreur.

Qu'est-ce, en effet, qu'une eau minérale? Un médicament. Par conséquent autant d'eaux minérales différentes, autant de médicaments différents. Or peut-on supposer que les diverses substances qui entrent dans la composition de ces eaux, le fer, le soufre, l'iode, les sels alcalins et tant d'autres principes, n'agissent que d'une seule et unique manière, en élevant le degré de vitalité de l'économie? Pour ne citer qu'un exemple, si les eaux ferrugineuses ne guérissent la chlorose qu'à titre d'eaux excitantes, sans exercer d'action spécifique, pourquoi les sources sulfureuses, qui sont plus excitantes encore, ne peuvent-elles également la guérir? Vouloir ainsi ramener à un type unique et définir dans une même formule des agents éminemment complexes, me paraît une entreprise impossible.

Voici comment je me suis exprimé, dans mon GUIDE AUX EAUX MINÉRALES (1), sur l'importante question qui nous occupe :

« La plupart des eaux minérales agissent en déterminant une excitation plus ou moins forte, qui a pour effet immédiat de réveiller la vitalité des tissus et de produire, comme disait Bordeu, un *remontement général*. Elles font passer les organes de l'inertie à l'activité, en communiquant à la constitution une force qu'elle n'aurait pas suffisamment en elle-même pour ces transformations. Mais ce qui est vrai pour l'immense majorité des sources ne peut s'appliquer à toutes également. Ainsi nous en verrons plusieurs qui jouissent du privilége de calmer d'emblée, sans provoquer les moindres

---

(1) GUIDE PRATIQUE AUX EAUX MINÉRALES ET AUX BAINS DE MER, 2e édit., p. 15 et suiv. — Victor Masson, Place de l'École-de-Médecine, 17. 1 vol. in-8°, prix : 7 fr. 50 c.

symptômes de réaction. Il en est même quelques-unes qui, bien loin de surexciter la force vitale, l'atténuent et la dépriment : ce sont des eaux hyposthénisantes.

» Les phénomènes généraux ne constituent pas seuls l'effet curatif des sources. Parmi celles-ci, il en est plusieurs qui, semblables en cela à quelques médicaments, exercent sur certains organes une action propre, déterminée, directe. Vichy modifiera surtout les appareils glanduleux ; Loëche, la peau ; Bonnes et le Mont-d'Or, la poitrine ; Contrexeville, les sécrétions urinaires. Il est même peu de sources qui, à cet égard, ne jouissent plus ou moins d'une espèce de spécificité. »

Beaucoup de nouveaux faits ont été soumis à mon observation depuis que ces lignes ont été écrites ; mais, bien loin de modifier ma manière de voir, ils n'ont fait que la confirmer de tout point et lui donner une sanction nouvelle. Voyons donc quelles applications peuvent être faites de ces principes à la pathologie des voies respiratoires.

Le nombre des sources dont on a reconnu les bons effets dans le traitement des affections pulmonaires est assez considérable. La plupart appartiennent à la classe des eaux sulfureuses, les autres à celle des eaux salines. On a préconisé également contre les mêmes affections l'emploi des sources ferrugineuses : à tort, selon moi, car, sans prétendre avec Stahl que « le fer usité en pareil cas par les médecins soit plus redoutable que celui que forgent les armuriers, » je crois que les eaux ferrugineuses sont contraires à la phthisie confirmée, et qu'elles ne font le plus souvent que hâter les progrès des tubercules.

Les sources que nous allons maintenant décrire, comme ayant réellement fait leurs preuves, peuvent être divisées, d'après les effets qu'elles déterminent sur le poumon et ses annexes, en deux catégories distinctes : les unes sont excitantes ; les autres sont calmantes.

1° Sources excitantes.

Les sources qui ont pour effet spécial de stimuler la vitalité des organes renfermés dans la poitrine sont au nombre de trois principales : ce sont les Eaux-Bonnes, Cauterets et le Mont-d'Or ; puis viennent, mais avec un degré moindre d'efficacité, le Vernet, Amélie-les-Bains, Labasserre, Enghien, Pierrefonds et Saint-Honoré. Entrons dans quelques détails sur chacune de ces diverses sources, en nous arrêtant plus particulièrement sur celles que leur importance place au premier rang.

Eaux-Bonnes. — Les Eaux-Bonnes exercent sur les organes respiratoires une action presque aussi directe que celle des cantharides sur la vessie et de la digitale sur le cœur. Cette action est puissamment excitante. Ainsi, au bout de quelques jours de leur emploi, sensation de chaleur dans l'arrière-gorge, avec injection des amygdales, du voile du palais et de la luette, altération de la voix, quelquefois même aphonie, douleurs vagues derrière le sternum et entre les deux épaules. En même temps la toux augmente, et elle s'accompagne d'une expectoration muqueuse, offrant tous les caractères de la bronchite aiguë. Ces phénomènes d'exacerbation durent un certain nombre de jours; puis, quand la crise doit se terminer heureusement, on voit peu à peu tous les accidents diminuer, et enfin disparaître avec la maladie elle-même.

Il est rare que l'action si énergique des Eaux-Bonnes soit limitée à l'appareil pulmonaire : presque toujours il survient en même temps de l'agitation, de l'insomnie et une sorte d'exaltation de tout le système nerveux, comme par les effets du café. Ces symptômes généraux se dissipent d'habitude au bout de quelques jours.

L'extrême activité des Eaux-Bonnes exige qu'on commence leur usage intérieur par des quantités médiocres, qu'on augmente ensuite graduellement. Peu de malades arrivent à en prendre plus de trois à quatre verres par jour. Il en est même de tellement impressionnables à l'action de ces eaux qu'ils ne peuvent les supporter aux doses les plus minimes. A peine, pour ainsi dire, ils en ont approché les lèvres qu'ils ressentent déjà la plupart de leurs effets.

L'hémoptysie est un accident à redouter aux Eaux-Bonnes, surtout chez les individus pléthoriques, sujets aux épistaxis, aux points de côté ou aux congestions actives vers le poumon.

Les bains sont souvent un moyen très-utile pour combattre cette tendance du sang à se porter vers les organes pulmonaires. En stimulant la peau, ils provoquent une puissante révulsion et appellent les fluides du centre à la périphérie. Malheureusement on prend à peine des bains aux Eaux-Bonnes, à cause de l'insuffisance des sources et de la température un peu basse de l'eau minérale.

Cauterets. — Deux sources de Cauterets, la Raillère et le Vieux-César, sont spécialement affectées au traitement des maladies de l'appareil respiratoire.

La Raillère agit comme les Eaux-Bonnes, et son emploi exige les mêmes précautions ; seulement elle est moins active et moins excitante. Sous ce rapport, l'analyse chimique est d'accord avec l'observation, puisqu'elle renferme moins de principes sulfureux.

La Raillère est une précieuse ressource pour certains malades qui ne peuvent boire les Eaux-Bonnes, à quelque faible dose que ce puisse être ; mais, comme elle renferme plus de barégine, elle est quelquefois un peu plus lourde à l'estomac.

L'hémoptysie est un accident beaucoup moins fréquent à la Raillère qu'aux Eaux-Bonnes. Cela tient probablement à la différence d'activité des deux sources ; mais il faut peut-être aussi en chercher la cause dans le mode d'administration de l'eau minérale. Ainsi, à la Raillère, la température de la source et son abondance permettent qu'on fasse un usage journalier des bains et des demi-bains. Pour ceux-ci qui sont le plus fréquemment employés, le malade est assis dans la baignoire, la poitrine et les bras couverts de flanelle, l'eau arrivant jusqu'à l'ombilic. En appelant ainsi le sang à la peau et vers la région sous-diaphragmatique, on tempère le mouvement fluxionnaire que l'usage intérieur de l'eau minérale détermine du côté des organes pectoraux. Ce traitement révulsif est encore secondé par les bains de pieds qu'on va prendre à l'établissement.

Quant au Vieux-César, on n'en fait usage qu'en boisson. Cette source, qui est surtout conseillée contre le catarrhe chronique des vieillards et certaines formes de l'asthme, agit, comme celle de la Raillère, en redonnant du ton aux bronches et en facilitant l'expectoration.

Mont-d'Or. — Les eaux du Mont-d'Or appartiennent à la classe des eaux salines. C'est un fait fort remarquable que de voir des eaux qui ne contiennent pas un atome de soufre réussir contre les mêmes maladies que celles qui sont essentiellement sulfureuses. Mais ce qu'il importe surtout de noter au point de vue pratique, c'est que leur action curative se manifeste par des phénomènes tout à fait différents des sources précédentes. Ainsi, tandis que Cauterets et les Eaux-Bonnes agissent directement et d'emblée sur l'appareil pulmonaire, le Mont-d'Or n'agit sur les mêmes organes que consécutivement et par voie détournée. Je m'explique.

Les bains à haute température (40 à 42° c.) constituent la médecine particulière du Mont-d'Or. Leur durée est nécessairement très-courte. Ils ont pour effet d'activer le déplacement des fluides du centre à la périphérie et de provoquer vers la peau certains mouvements critiques qui dégagent d'autant la poitrine. Ainsi l'expectoration ne devient plus facile et plus libre, le poumon n'acquiert plus de ressort qu'à la condition que la révulsion cutanée est plus complète. Analysez les observations recueillies au Mont-d'Or, et surtout l'excellent ouvrage de M. Bertrand, et vous verrez que les individus soulagés ou guéris par l'usage de ces eaux ont presque tous éprouvé de véritables crises.

Les bains, il est vrai, sont rarement employés seuls. On boit d'habitude l'eau minérale à une température également très-élevée. Mais ici la boisson paraît ne jouer qu'un rôle secondaire, son action se bornant le plus souvent à favoriser les effets diaphorétiques du bain par l'activité qu'elle imprime à la circulation générale.

Les autres sources dont il me reste à parler et qui ont également comme caractère spécial de stimuler l'appareil pulmonaire, sont toutes des eaux sulfureuses. Leurs propriétés rappellent celles de la Raillère et des Eaux-Bonnes ; seulement l'expérience ne s'est pas aussi nettement prononcée sur leur efficacité ; aussi ne leur accorderai-je qu'une très-courte mention.

Le Vernet. — Ce qui distingue le Vernet, c'est que tout a été disposé pour que les malades puissent y prendre les eaux pendant la saison rigoureuse. Profitant de la hauteur à laquelle les sources coulent du rocher, on maintient les chambres à une température de 15 à 18°, en les faisant traverser par des conduits que parcourt l'eau thermale. Un certain nombre de phthisiques viennent ainsi, chaque année, passer l'hiver au Vernet.

Amélie-les-Bains. — Mêmes remarques que pour le Vernet. Les établissements sont également organisés pour la cure des eaux pendant l'hiver. On y respire dans les galeries, les corridors et les escaliers, le gaz sulfureux à l'état vierge, c'est-à-dire venant directement du griffon des sources. On prend aussi l'eau minérale en boisson et en bain.

Labasserre. — L'eau de Labasserre est une des plus sulfureuses des Pyrénées ; c'est en même temps une de celles qui contiennent le plus de chlorure de sodium. Comme elle est très-excitante, il faut en commencer l'usage par de faibles doses. Il n'y a pas d'établissement thermal à la source, mais elle supporte parfaitement le transport.

Enghien. — Les eaux d'Enghien agissent comme médication tonique dans les affections catarrhales des bronches. Elles diminuent d'emblée l'expectoration, quand celle-ci est le produit d'une exhalation toute passive de la membrane muqueuse. Il est rare qu'elles soient utiles contre les tubercules. On ne peut boire ces eaux qu'à faibles doses ; car la quantité de sels calcaires qu'elles renferment les rend lourdes à l'estomac.

Pierrefonds. — Ce sont à peu près les mêmes eaux que celles d'Enghien, tant par leur composition que par leur action sur la poitrine ; toutefois elles sont moins chargées de soufre et moins excitantes. Un avantage qu'elles ont sur celles d'Enghien, c'est d'être parfaitement supportées par l'estomac, et même de convenir contre certaines dyspepsies.

Saint-Honoré. — Les bons effets de ces eaux dans le traitement des maladies de poitrine ne sauraient être contestés. Bues à la dose de trois ou quatre verres, elles modifient assez promptement les catarrhes bronchiques et laryngés. Si elles sont un jour convenablement aménagées, elles pourront rendre de véritables services à la thérapeutique.

2° Sources calmantes.

Nous n'avons point en France d'eaux minérales auxquelles on ait reconnu de propriétés primitivement sédatives dans le traitement des maladies pulmonaires, alors surtout que ces maladies s'accompagnent de fièvre, d'hémoptysie et d'une grande excitabilité. Les sources qui conviennent pour les affections ainsi caractérisées se trouvent dans le voisinage de nos frontières, et sont au nombre de quatre principales, savoir : trois sur les bords du Rhin, Ems, Weilbach, Soden ; et une quatrième, Penticouse, en Espagne.

Ems. — Les eaux d'Ems sont des eaux légèrement alcalines. Administrées en boisson et en bains, leur action se porte spécialement sur le système nerveux, dont elles tempèrent l'éréthisme, quel que soit l'organe affecté. Si c'est la poitrine, on voit, sous leur influence, la toux diminuer, l'expectoration devenir meilleure, et les accidents se calmer peu à peu et sans secousse. Il semble qu'il s'opère une combinaison lente, insensible, comme interstitielle de l'eau minérale avec nos fluides et nos tissus, d'où résultent d'heureuses modifications dans la vitalité de l'appareil respiratoire. Mais si, par une mauvaise direction du traitement, ou une trop grande excitabilité du malade, il survenait des signes de réaction, on devrait dès l'instant s'arrêter, car les eaux pourraient devenir rapidement fatales.

L'action des eaux d'Ems n'a donc aucune analogie avec celle des Eaux-Bonnes, de la Raillère ou du Mont-d'Or. Tandis que celles-ci déterminent le plus souvent des phénomènes critiques, et que même, dans beaucoup de cas, la guérison n'est qu'à ce prix, les eaux d'Ems, au contraire, ne doivent développer aucune crise. Et, par crise, je n'entends pas cet état saburral qui survient d'habitude dans les premiers jours de l'emploi des eaux et qui même s'accompagne d'un peu de fièvre. Non. Je veux parler seulement de ces grands mouvements fluxionnaires qui annoncent un travail beaucoup plus profond de l'organisme.

Weilbach. — La source sulfureuse de Weilbach, dont le nom est à peine connu en France, peut être citée comme le type des eaux hyposthénisantes. Ainsi il n'est pas rare de voir, sous son influence, le pouls diminuer de 20 à 30 pulsations en quelques jours, et, de fébrile qu'il était, tomber au-dessous de son rhythme normal.

Chez les personnes à tempérament lymphatique, surtout celles dont les cheveux sont blonds, la fibre molle, la peau décolorée, vous ne tarderez pas à voir, sous l'influence de ces eaux, la pâleur augmenter, ainsi que la faiblesse. Bientôt même des bruits de souffle se feront entendre au cœur et aux carotides, comme dans la véritable chlorose.

On boit ces eaux à la dose de trois ou quatre verres, prenant toujours l'expectoration pour guide. Augmente-t-elle, on diminue la dose; on l'augmente au contraire quand l'expectoration diminue, car il est d'observation que, lorsque la sécrétion de la muqueuse devient plus abondante, c'est plutôt par le fait d'une congestion passive que par la surexcitation de la membrane.

Les eaux de Weilbach sont donc, au point de vue physiologique, tout à fait l'opposé des Eaux-Bonnes. Et cependant l'une et l'autre source appartiennent à la classe des eaux sulfureuses ! Nouvelle preuve de l'impuissance de la chimie pour expliquer l'action de certaines eaux minérales.

Soden. — Les eaux de Soden sont des eaux muriatiques, légèrement purgatives, qui m'ont paru n'avoir aucune action bien directe sur l'appareil pulmonaire. Elles agissent plutôt à la manière des révulsifs, en congestionnant les plexus hémorrhoïdaux et en activant la sécrétion de la muqueuse intestinale. On voit, sous leur influence, l'expectoration diminuer, la respiration devenir plus libre et la toux meilleure, mais rien n'indique qu'il s'opère un travail spécifique dans le poumon lui-même.

Les conditions atmosphériques n'ont pas ici une moindre part que l'action des eaux. Qu'il me suffise en effet de rappeler que les sources de Soden jaillissent au milieu des bois, dans un climat des plus salubres, et qu'elles sont protégées contre les vents du nord par les deux cimes les plus élevées de la chaîne du Taunus.

Penticouse. — La source de Penticouse, dont on raconte tant de merveilles pour le traitement des affections pulmonaires, est si faiblement saline qu'on serait presque tenté de lui refuser le nom d'eau minérale. L'analyse n'y dénote que des traces insignifiantes de sulfate et de carbonate de chaux. En revanche, elle contient beaucoup de gaz, lequel est de l'azote pur. Le mode de dégagement de ce gaz offre cela de particulier, que, au lieu de s'opérer au moment même où l'eau minérale jaillit de la source, c'est quelques instants après. Ainsi cette eau, recueillie dans un verre, reste d'abord transparente; puis elle se trouble légèrement, petille; de nombreuses bulles d'azote la traversent avec effervescence et viennent éclater à sa surface. Elle reprend ensuite sa limpidité première.

Les eaux de Penticouse ont cela de commun avec celles de Weilbach qu'elles sont calmantes d'emblée, sans produire aucune réaction fébrile. Leur action, toutefois, n'est peut-être pas aussi complétement déprimante. Du moins, je ne sache point qu'on ait observé à Penticouse ces ralentissements si spontanés du pouls, ni ces symptômes de chlorose que nous avons signalés à Weilbach.

A quelle cause doit-on attribuer la vertu curative des eaux de Penticouse? La présence de l'azote doit certainement agir comme moyen sédatif. Il n'est pas impossible non plus que la dose si considérable à laquelle on boit ces eaux rende plus facile le passage du sang à travers les capillaires du poumon, par le fait de la quantité de principes aqueux que l'absorption fait passer dans les vaisseaux. Songez que les malades prennent par jour jusqu'à trente verres d'eau minérale. Moi-même j'en bus, dans l'espace d'une heure, sept à huit verres, sans éprouver la moindre pesanteur d'estomac, ni le moindre sentiment de satiété. Or on comprend qu'une boisson aussi faiblement minéralisée agira surtout par l'eau qu'elle renferme, et que cette eau, en même temps qu'elle rendra le sang plus fluide, devra tempérer l'excitation de l'appareil respiratoire.

II

DES SOURCES LES MIEUX APPROPRIÉES AU TRAITEMENT DES DIFFÉRENTES FORMES DE LA PHTHISIE ET DU CATARRHE PULMONAIRE.

Les détails dans lesquels nous venons d'entrer sur les propriétés de certaines eaux minérales simplifient beaucoup ce qui nous reste à dire pour la solution de cette seconde partie de notre thèse. En effet, de l'action spéciale que chacune de ces eaux exerce sur le poumon et le larynx découlent tout naturellement les indications thérapeutiques relatives au choix des sources les plus convenables pour le traitement des différentes formes de la phthisie et du catarrhe pulmonaire. Si c'est la forme inflammatoire qui domine, on aura recours aux sources calmantes ; si, au contraire, c'est la forme adynamique, on aura recours aux sources stimulantes, appropriant autant que possible le mode d'action des sources aux susceptibilités organiques individuelles.

Mais avant de formuler à cet égard des préceptes plus circonstanciés, il me paraît utile d'entrer dans quelques détails sur la nature des lésions pulmonaires que les eaux sont appelées à combattre, sur leur mode de guérison et sur le degré plus ou moins grand de gravité auquel ces lésions sont curables. Commençons par les affections catarrhales.

Certains catarrhes sont causés ou entretenus par l'engorgement passif et en quelque sorte œdémateux de la muqueuse qui tapisse le larynx, la trachée et les bronches. Dans ce cas, les eaux excitantes, par leurs vertus *béchiques*, dégorgent les tissus, en rendant l'expectoration plus facile et plus libre. En même temps qu'elles redonnent du ton à la muqueuse, elles ramènent graduellement sa sécrétion à des conditions normales, et, par une médication substitutive, elles transforment une affection des plus graves en une phlegmasie simple. On a vu guérir ainsi des catarrhes offrant déjà le caractère puriforme.

D'autres fois, l'affection catarrhale dépend d'un état subinflammatoire de la muqueuse. On aura recours alors aux sources calmantes, dont l'effet sera d'exercer une action primitivement sédative, et de diminuer d'emblée la toux et l'expectoration. Dans ce cas, on ne verra survenir aucun de ces phénomènes critiques dont nous venons de parler, et les accidents se dissiperont sans passer par la période d'accroissement.

Mais si l'affection, au lieu d'être catarrhale, est tuberculeuse, pour quelles circonstances et dans quelles limites les eaux minérales pourront-elles être utilement employées?

Trois cas principaux peuvent se présenter. Ou bien le tubercule, encore semi-liquide, est disséminé dans le tissu pulmonaire ; ou bien, il forme des concrétions soit isolées, soit réunies en masses appréciables à l'auscultation ; ou bien enfin la matière tuberculeuse est déjà ramollie, et elle constitue, au sein même des poumons, des ulcérations, peut-être même de véritables cavernes. Nous allons examiner chacune de ces trois conditions.

Si le tubercule n'est encore qu'à l'état de sécrétion, le raisonnement et l'observation semblent prouver que la phthisie sera curable. Rappelons-nous que certaines sources provoquent dans le poumon un travail éliminatoire que Bordeu compare à celui du kermès. Qu'y a-t-il d'impossible à ce que la matière tuberculeuse se trouve détachée et entraînée par l'expectoration ? On peut admettre également qu'elle est résorbée en partie par le fait des modifications imprimées à la circulation pulmonaire. Toujours est-il qu'on voit des personnes faibles, pâles, étiolées, offrant tous les prodromes de l'invasion tuberculeuse, recouvrer en peu de temps, par l'effet des eaux, les forces et l'embonpoint, et, dans la suite, ne rien éprouver du côté de la poitrine. Quel que soit ici le procédé suivi par la nature, il faut bien admettre que le poumon s'est trouvé dégagé.

Nous supposons maintenant que le tubercule est formé. Il est très-douteux que les eaux le fassent disparaître, mais pourtant elles seront utiles en combattant les complications que sa présence détermine. On sait que les concrétions tuberculeuses, surtout quand elles ont acquis un certain volume, sont la cause de mouvements fluxionnaires dont la résorption incomplète entraîne l'infiltration et l'engorgement des tissus environnants. L'eau minérale aura pour effet de les isoler et de rendre au parenchyme pulmonaire sa perméabilité : le tubercule restera enchatonné dans le poumon comme certains projectiles dans les chairs. C'est ainsi que vous trouvez quelquefois, sur le cadavre, des corps étrangers ou même des produits accidentels, dont aucun phénomène n'indiquait l'existence pendant la vie. Mais, à cette période de la maladie, on ne saurait procéder avec trop de réserve, de timidité même, dans l'emploi des eaux. Leur action trop continue ou mal dirigée amènerait la fonte des tubercules, et par suite l'aggravation de tous les symptômes.

Quant au troisième degré de la phthisie, nous n'avons que peu de choses à en dire. Quel bénéfice attendre des eaux, alors que le tissu pulmonaire est désorganisé, que la plupart des canaux sanguins et bronchiques ne sont plus perméables, et que les sommets sont réduits en une sorte de putrilage, ou creusés d'excavations ulcéreuses ! L'expérience a prouvé qu'en pareil cas les eaux minérales, quelles qu'elles soient, ont presque toujours le triste privilége de hâter la catastrophe.

En résumé donc, les eaux peuvent être utiles dans le premier degré de la phthisie, quelquefois aussi dans le second ; mais elles seraient fatales dans le troisième. Et ce que je dis ici de la phthisie pulmonaire s'applique également à la phthisie laryngée, qui n'en est presque toujours qu'une complication.

Toutefois, que les médecins et les malades le sachent bien, c'est surtout comme médication préventive que les eaux minérales jouissent d'une efficacité incontestable. Il ne faut donc pas attendre, pour y avoir recours, que le tubercule ait déjà imprimé aux organes sa fatale empreinte. Souvent, au contraire, il suffira, pour qu'on les conseille, que les craintes soient éveillées par quelque symptôme avant-coureur, ou par le simple soupçon d'une prédisposition héréditaire.

Ces préliminaires posés, j'arrive aux applications pratiques qui en sont le corollaire. Parlons d'abord des sources stimulantes.

Veut-on conseiller une eau sulfureuse, c'est principalement entre les Eaux-Bonnes et la Raillère qu'on pourra hésiter. Les Eaux-Bonnes seront préférées si la circulation générale est languissante, le système nerveux peu irritable, et qu'il existe des signes stéthoscopiques ou autres d'un engorgement passif des poumons. Si au contraire le pouls est encore un peu vif, qu'il y ait de l'irritabilité et que des mouvements congestifs internes s'effectuent vers les organes pectoraux, on devra préférer la source de la Raillère. On la préférera surtout s'il y a eu des hémoptysies, accident toujours grave, alors même qu'il n'est pas le symptôme de tubercules.

Je n'ai rien de spécial à dire sur les autres sources sulfureuses que nous avons rangées dans la même classe, si ce n'est qu'on ne devra y recourir qu'à défaut des sources de la Raillère et des Eaux-Bonnes qui paraissent leur être infiniment supérieures.

Quant aux eaux du Mont-d'Or, nous nous souvenons qu'elles opèrent au sein de l'organisme une sorte de mouvement dynamique et centrifuge qui a pour effet de congestionner la peau, et de rappeler à leur siége primitif les évacuations supprimées. Elles n'agissent donc sur la poitrine qu'à titre de médication révulsive. Aussi doit-on, pour les prescrire, consulter moins l'état anatomique de la lésion pulmonaire que la cause qui l'a produite ou qui l'entretient. Qu'un organe aussi important que le poumon se trouve ainsi libéré de ses souffrances, la maladie peut n'être pas guérie en réalité ; mais la nouvelle forme sous laquelle elle se manifeste dans un autre point ne compromet ni la vie ni la santé, et elle devient beaucoup plus accessible à nos traitements.

C'est surtout pour les affections catarrhales que les eaux du Mont-d'Or sont utiles. Quand le tubercule est déjà formé, n'en espérez aucun résultat avantageux.

Dans les cas où ces eaux paraissent le mieux indiquées, on ne saurait examiner avec trop de soin l'état de la circulation générale. Si le pouls est plein, le visage coloré, que le cœur soit un peu volumineux, les eaux du Mont-d'Or, par la surexcitation qu'elles déterminent, pourraient amener des congestions vers le cerveau et les principaux viscères. Aussi conviennent-elles rarement aux tempéraments pléthoriques.

Des sources stimulantes si nous passons aux sources calmantes, il nous sera facile de spécifier les circonstances dans lesquelles celles-ci devront être conseillées. Nous n'avons en quelque sorte qu'à prendre le contre-pied de ce que nous venons d'établir pour les premières.

Ainsi les eaux d'Ems conviennent surtout à ces malades chez lesquels les congestions sanguines sont promptes et faciles, qui sont sujets aux épistaxis et se plaignent d'avoir habituellement le front brûlant, sans toutefois éprouver ni bourdonnements ni vertiges. Leur cœur par intervalle bat avec une énergie inaccoutumée. Ils s'enrhument facilement, ont peu d'appétit, maigrissent ; cependant l'auscultation ne dénote encore aucune altération de l'appareil respiratoire.

C'est à ces phthisiques, ou plutôt à ces malades menacés de phthisie, que les eaux d'Ems sont avantageuses. Elles conviennent également pour les catarrhes bronchiques et certaines affections nerveuses du larynx caractérisées par l'enrouement et l'aphonie.

Si l'on croyait tout ce qu'on raconte de la vertu curative des eaux d'Ems, elles posséderaient une spécificité véritable pour faire cesser la toux, dissiper les engorgements pulmonaires et même cicatriser les ulcérations des poumons. C'est surtout depuis que l'impératrice de Russie a recouvré la santé à ces eaux qu'elles jouissent, en Russie et dans le nord de l'Allemagne, d'une réputation égale à celle de nos Eaux-Bonnes. Or l'observation prouve qu'elles sont tout à fait impuissantes contre la phthisie confirmée.

Les eaux de Penticouse se rapprochent beaucoup par leur mode d'action des eaux d'Ems. Elles conviennent, comme elles, aux malades irritables, qui ont l'apparence plutôt que la réalité du tempérament pléthorique, dont les pommettes sont vivement colorées et dont la santé éprouve les premiers ébranlements qui annoncent l'invasion des tubercules. Dans les cas de cette nature, les eaux de Penticouse tempèrent la trop grande activité du sang et agissent comme un puissant révulsif des engorgements du poumon et des bronches.

Quand l'affection thoracique offre encore quelque chose d'un peu aigu et qu'on peut craindre que l'élément inflammatoire ne soit pas tout à fait éteint, on aura plutôt recours aux eaux de Penticouse qu'à celles d'Ems, celles-ci étant moins sédatives, et, par suite, exposant davantage aux inconvénients de la fièvre thermale.

Les eaux de Weilbach sont, avons-nous dit, les eaux les plus hyposthénisantes qui existent. Sous ce rapport, elles conviennent dans beaucoup de circonstances où les sources que nous venons de décrire seraient inutiles ou même dangereuse. Ainsi certaines affections de poitrine se compliquent d'un état fébrile plus ou moins intense qui, d'habitude, s'exaspère le soir et use peu à peu les forces du malade, sans qu'on sache quel remède apporter. On n'ose pas ôter du sang, car déjà l'individu est trop faible ; on n'ose pas non plus administrer des toniques, car ils ne seraient pas supportés. Eh bien ! j'ai vu, dans des cas semblables, les eaux de Weilbach opérer de véritables prodiges.

Ces eaux conviennent surtout aux individus pléthoriques, dont la constitution offre franchement les attributs du tempérament sanguin. Les hémorrhagies nasales, les congestions actives du poumon, les hémoptysies même, bien loin d'être des motifs de s'abstenir, sont autant d'indications de l'emploi de ces eaux. Il est à noter aussi que les hommes s'en trouvent mieux que les femmes. Ce sont surtout les jeunes gens de 18 à 25 ans, alors en quelque sorte que, chez eux, la séve est dans toute la plénitude de sa vitalité.

Quant à l'emploi des eaux de Soden, ce que nous savons de leurs vertus légèrement laxatives fournit des indications suffisantes. Ainsi elles conviennent dans les phthisies commençantes plutôt que confirmées, que caractérisent l'état saburral des premières voies et l'atonie des fonctions digestives. Elles sont surtout indiquées quand il existe des constipations opiniâtres ; car il est de remarque que la constipation, pour peu qu'elle se prolonge, entraîne à sa suite de la toux et de la fièvre, deux accidents toujours à redouter quand on craint l'apparition des tubercules. L'action de ces eaux sera puissamment secondée par un régime fortifiant, l'exercice au grand air, les promenades à cheval et toutes les distractions qu'offre le riant voisinage du Taunus.

Mais on aura soin de ne boire l'eau minérale qu'à doses très-fractionnées. Le moindre excès pourrait irriter la muqueuse intestinale, et par suite provoquer des diarrhées qu'il serait très-difficile de maîtriser.

— Je n'entrerai pas dans de plus longs développements sur les questions que soulève le choix des eaux minérales dans le traitement des maladies de poitrine, car je m'étais seulement proposé de comparer entre elles, au point de vue thérapeutique, les sources les mieux appropriées à ces maladies, et non d'écrire une notice spéciale sur chacune. Ce travail, d'ailleurs, je l'ai déjà fait dans mon Guide pratique. C'est pour le même motif que je ne crois pas devoir parler ici de l'inhalation des gaz fournis par les sources, de l'action des eaux minérales transportées, de ce qu'on appelle la Cure de petit-lait, et de tant d'autres moyens d'agir sur les voies respiratoires, tous ces détails se trouvant consignés dans mon ouvrage.

On sera peut-être surpris que, pour l'indication des sources qui conviennent le mieux aux différentes formes de la phthisie et du catarrhe pulmonaire, j'aie pris plutôt pour guide les symptômes généraux, les accidents dominants et l'ensemble même de la constitution, que la lésion anatomique locale. C'est que, s'il est vrai que l'auscultation donne le plus souvent la mesure exacte des désordres matériels, il ne l'est pas moins que ces désordres se produisent et se développent sous des inflences bien différentes. De même, en effet, que le thermomètre mesure seulement la chaleur, sans en indiquer l'origine, de même aussi le stéthoscope constate le degré des altérations du poumon, sans donner d'éclaircissements sur leur raison d'être ou de n'être pas. De là la nécessité, pour le choix d'une eau minérale, de s'enquérir du tempérament des malades, de leurs antécédents et des susceptibilités si diverses de leur organisation, la même lésion pulmonaire réclamant souvent, suivant les individus, l'emploi de sources essentiellement différentes.

FIN.

www.ingramcontent.com/pod-product-compliance
Ingram Content Group UK Ltd.
Pitfield, Milton Keynes, MK11 3LW, UK
UKHW020459220726
13923UKWH00006B/2643